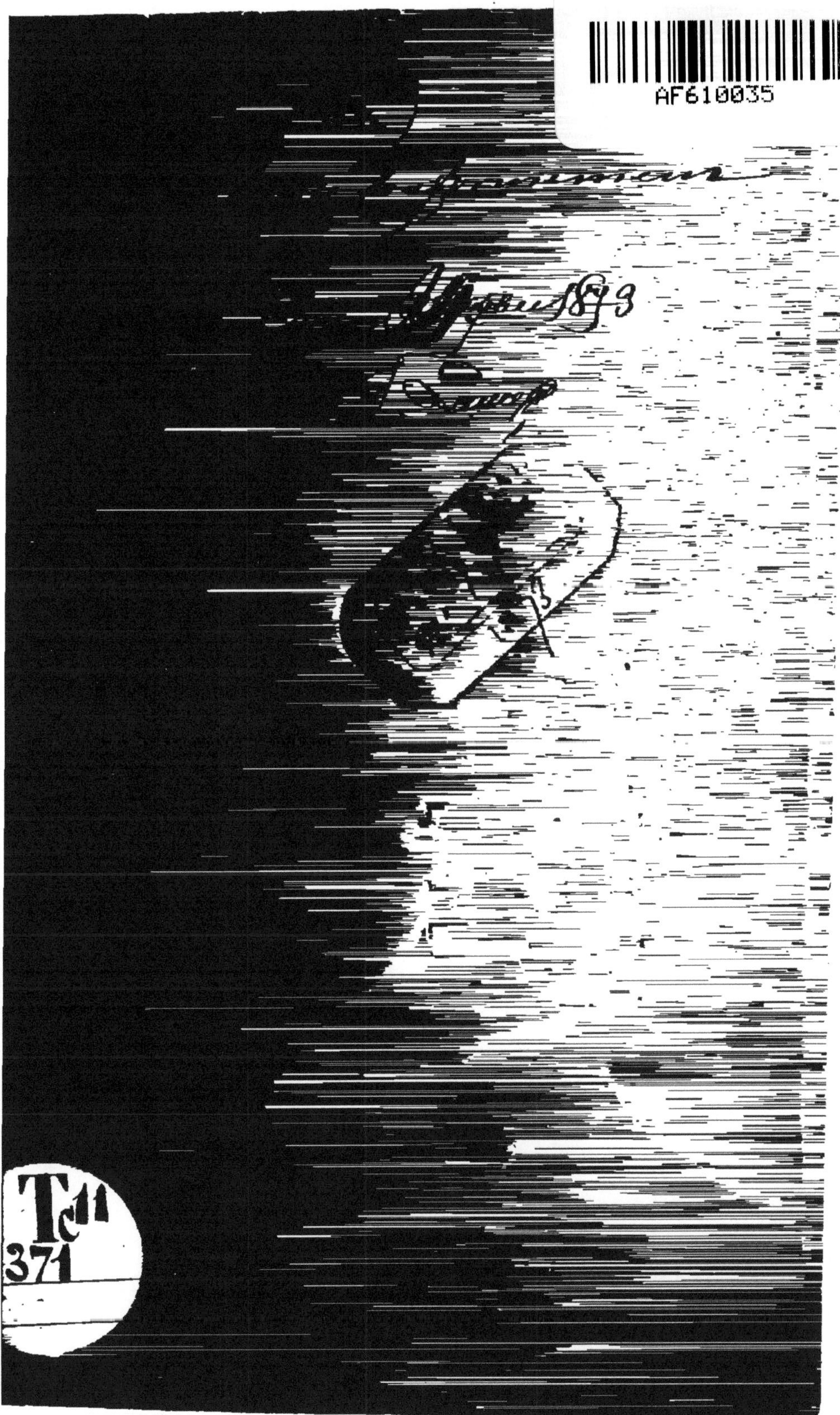

SIMPLES LECTURES

SUR

L'HYGIÈNE

OU

COURS D'HYGIÈNE A LA PORTÉE DE TOUS

PAR

FR. LENGLET,

INSTITUTEUR

OUVRAGE DESTINÉ AUX ÉCOLES PRIMAIRES

SAINT-OMER
TYPOGRAPHIE ET LITHOGRAPHIE J. LANCE,
RUE DES TRIBUNAUX, 4

1873

Être utile aux élèves des écoles primaires, à la grande classe des déshérités de la fortune et des talents, tel est le but que je me suis proposé en publiant cet ouvrage.

Assurément il existe de nombreux, d'excellents livres d'hygiène, mais ils ne sont point à la portée des intelligences vulgaires et des petites bourses.

Ils sont écrits pour ceux qu'une nstruction première met à même de comprendre un langage élevé. En effet, on y trouve tout un cours d'anatomie et de physiologie, des expressions techniques inintelligibles pour de jeunes élèves, des ouvriers.

De plus, ces cours complets se composent souvent de plusieurs volumes, ou d'un volume de grand format d'un prix trop élevé pour les gens peu fortunés.

J'ai pensé qu'un petit ouvrage, où se trouverait ce qu'il y a de plus essentiel pour conserver sa santé ou la rétablir lorsqu'elle n'est plus en équilibre, écrit le plus simplement possible, excluant les détails anatomiques et physiologiques, les noms techniques connus seulement des hommes de l'art; j'ai pensé, dis-je, que ce travail profiterait à bon nombre de personnes.

J'ai puisé mes renseignements aux meilleures sources ; je ne me suis mis à l'œuvre qu'après avoir consulté les auteurs qui se sont spécialement occupés de ces questions.

Le domaine de l'hygiène étant très-étendu, je me suis contenté des notions les plus élémentaires.

Si tous les hommes se conformaient aux principes de l'hygiène, de combien de maux ne seraient-ils pas exempts ? La vie serait prolongée et la société en tirerait un grand avantage.

F. L.

SIMPLES LECTURES

SUR

L'HYGIÈNE

I

L'Œil.

L'œil est un de nos organes les plus essentiels. Être privé de la vue ; ne rien pouvoir contempler de ce que la nature revêt ; être condamné à une nuit perpétuelle ; marcher sans cesse à tâtons ; est-il une existence plus malheureuse, plus triste ?

Pour tout individu, l'œil est essentiellement utile. Le Créateur l'a placé comme une sentinelle sur la partie la plus élevée de notre corps, pour nous avertir des dangers et nous garder des malheurs. Nous devons donc mettre tous nos soins à le conserver en bonne santé.

Je ne veux point essayer de vous faire comprendre la structure de l'œil; cette démonstration nous mènerait trop loin. D'ailleurs, je l'ai dit : point d'anatomie. Je ne traiterai que la question hygiénique.

Le globe de l'œil est mis à l'abri du contact des corps extérieurs par les paupières, sortes de couvercles armés de poils qui, en s'abaissant, empêchent la poussière et les corps étrangers de frapper la partie sensible.

Il faut considérer la lumière comme l'élément de l'œil. Mais l'excès nuit en tout. Lorsque la lumière est trop vive, l'œil s'obscurcit ; lorsqu'elle est trop faible, il se fatigue ; il lui faut donc un juste milieu.

On doit éviter à l'œil un soleil trop ardent, un feu flamboyant, une fournaise qui scintille, et l'inspection des corps polis qui reflètent une lumière trop vive ; aussi bien que la lumière directe du gaz, la lumière électrique, les lumières vacillantes. Ne passez jamais tout d'un coup d'une faible lumière à une lumière éclatante, et réciproquement. Je ne saurais trop vous recommander les plus grandes précautions à ce sujet. Les soins que réclament les yeux sont de tous les âges et de tous les instants de la vie.

Prenez garde de placer le berceau du petit enfant de manière que la lumière des croisées n'arrive point de côté sur ses petits yeux, mais plutôt qu'elle frappe directement devant lui ou derrière sa tête ; autrement vous l'exposeriez à loucher. C'est surtout dans le jeune âge qu'il faut épargner à la vue le choc trop vif d'une lumière directe. Il serait bon de couvrir la tête des enfants d'un chapeau à larges bords, lorsqu'on les laisse jouer au soleil.

Le jeune homme doit craindre d'abuser de ses yeux en leur demandant des services trop pénibles. Il faut éviter, par exemple, de lire en marchant ou en voiture, de travailler à la lueur d'une lampe ou trop faible, ou vacillante, de chercher à distinguer des objets ou trop petits, ou trop éloignés. L'œil a besoin de repos ; par conséquent, un travail trop prolongé est nuisible à la vue. N'oubliez pas non plus la propreté. Chaque matin, lavez-vous les yeux à l'eau froide, pour nettoyer la saleté qui s'est amassée dans les coins pendant la nuit. Pendant le lavage, tenez les yeux fermés, afin d'éviter l'introduction de l'eau sous les paupières, ce qui produirait une sensation pénible.

Il est un moyen artificiel pour garder l'œil : les conserves. Elles sont destinées à mettre l'œil à l'abri des corps extérieurs et à le préserver des lumières trop éclatantes. Les conserves peuvent rendre un service réel dans un grand nombre de circonstances. Par exemple, elles seraient utiles aux tailleurs de pierre, aux maçons, aux cantonniers, aux charbonniers, à ceux qui lisent ou écrivent à la lueur d'une lampe, etc.

Vous connaissez le proverbe : Rien n'est bon dans l'œil. Effectivement, cet organe est très-sensible ; la moindre poussière, un léger atome se glissant entre la paupière et le globe de l'œil, y détermine une sensation douloureuse. Que fait-on alors? On frotte avec le doigt ; cela ne suffit pas : on frotte avec le mouchoir. Ainsi, au lieu d'atténuer le mal, on l'aggrave ; le frottement détermine l'inflammation. Que faut-il donc faire, direz-vous? Fermez tout simplement l'œil blessé; roulez un petit morceau de papier, et passez-le le plus promptement possible sous la paupière ; vous extrairez ainsi le corps étranger. Quand l'œil est enflammé, fatigué, reposez-le, rafraîchissez-le par des lotions d'eau froide. Ou bien encore, mettez dans un verre d'eau froide un morceau de linge renfermant une pincée de graine de lin, laissez macérer, c'est-à-dire bien infuser, remuez de temps en temps le linge et le liquide ; ensuite lavez-vous fréquemment les yeux avec ce linge, ayant soin de ne pas frotter. Par ce moyen, vous rendrez la santé à l'organe maladif.

L'œil est exposé à des maladies particulières qui demandent un traitement spécial ; adressez-vous alors à votre médecin ou à un habile oculiste. Ces hommes de l'art pourront vous indiquer la marche à suivre pour votre guérison, si elle est possible. Défiez-vous de tous ces charlatans avec tous leurs collyres infaillibles pour les maux d'yeux; laissez-les avec leurs spécifiques ; soyez persuadé qu'ils ne cherchent qu'une chose... votre argent.

II

L'Oreille.

L'oreille est l'organe de l'ouïe ; c'est celui qui impressionne le plus le centre nerveux. Les yeux ont besoin de repos, l'oreille veille toujours. Pendant le sommeil, elle n'est point insensible au bruit. Comme une sentinelle vigilante en face de l'ennemi, elle nous avertit et nous réveille à l'approche du danger.

Le son est la nourriture essentielle de l'oreille ; mais, comme l'œil, cet organe est facilement blessé.

Les sons doux, les sons bien nets de la musique, les accords plaisent à l'oreille et lui font éprouver une sensation agréable. Au contraire, des sons faux, une mauvaise musique longtemps prolongée irrite ; elle produit quelquefois le mal de tête des excitations nerveuses. Un son trop fort, comme une détonation, le bruit du canon peut briser la membrane du tympan, comme on dit vulgairement, la caisse du tambour.

Cet organe demande beaucoup de propreté, il faut le laver souvent et minutieusement au dehors afin d'empêcher l'accumulation de la poussière et de la crasse.

Dans l'intérieur du conduit auditif, il s'amasse ordinairement une matière jaunâtre appelée cérumen; il ne faut point laisser cette matière s'épaissir, se durcir, ou se coller aux parois du conduit. Il faut l'enlever fréquemment à l'aide d'un cure-oreille ; on doit éviter de l'extraire avec la tête d'une grosse épingle ; car, en la tournant et la retournant, on pourrait se blesser et déterminer de véritables abcès.

Les meilleurs cure-oreilles sont ceux en ivoire; jamais ils n'égratignent, jamais ils ne blessent.

Il arrive parfois que des personnes se croient sourdes ; c'est tout bonnement la membrane du tympan qui est encombrée parle cérumen durci.

L'emploi du cure-oreilles est alors insuffisant. Prenez un bon clyso-pompe, mettez une cuvette sous l'oreille et pompez hardiment dans le conduit auditif, jusqu'à ce que le cérumen soit décollé, amolli ; alors vous pourrez l'extraire facilement avec le cure-oreilles.

Doit-on se percer les oreilles ? La plupart des femmes ont les oreilles percées ; ainsi le veulent nos mœurs et nos coutumes. Mais c'est une erreur manifeste de croire que l'anneau que l'on porte à l'oreille éclaircit la vue, débarrasse la tête, etc.

La surdité atteint trop souvent, hélas ! les personnes âgées ! Qu'elles se défient bien de ces huiles si vantées et réputées efficaces ; qu'elles se fient au médecin et non au charlatan.

Il est des moyens préservateurs de la surdité ; je ne saurais trop les recommander à certaines personnes surtout.

Les chasseurs, les soldats obligés d'entendre fréquemmment la détonation d'une arme à feu feront bien d'enfoncer un peu de coton dans leurs oreilles. Pour les artilleurs, ce moyen est insuffisant ; il vaut mieux mettre un peu de cire qui, se moulant sur le conduit, le ferme hermétiquement. Si vous allez nager, prenez la même précaution pour plus de sûreté, sans vous inquiéter du qu'en dira-t-on. — Jusqu'ici, direz-vous, vous n'avez rien ressenti. — Il ne faut qu'une fois. Mieux vaut prévoir l'accident que le déplorer quand on en est victime.

III

La Bouche.

La bouche est limitée extérieurement par les lèvres, la lèvre supérieure et la lèvre inférieure. Elles sont douées de mouvements assez variables. La petite peau rosée qui les borde est fort susceptible. Le contact de tout objet sale peut y faire naître des boutons désagréables. Il est donc indispensable de bien se laver, de bien s'essuyer les lèvres avec un linge propre. Il faut surtout éviter d'y porter des verres ou autres vases crasseux; ce défaut est assez commun parmi la classe ouvrière. Il faut aussi recommander aux enfants de ne point se mordre les lèvres ou se les pincer avec les ongles.

Derrière les lèvres sont les gencives, dans lesquelles s'implantent les dents; je n'en parle point maintenant, j'y consacrerai une leçon.

Au fond de la bouche se trouve la langue, petit organe musculaire doué d'une grande liberté de mouvement. Sa surface est parsemée d'aspérités qui se nomment papilles : elles sont plus ou moins prononcées dans chaque individu.

La langue est le miroir de l'estomac. Aussi le médecin la consulte-t-il souvent. Les intestins souffrent-ils ? la bile est-elle trop abondante ? l'estomac fonctionne-t-il mal ? Aussitôt la surface de la langue perd sa belle couleur rose ; elle devient jaunâtre, pâteuse. La fièvre se déclare-t-elle ? La langue devient sèche, rouge. Alors il est nécessaire de faire usage de tisanes rafraîchissantes.

Au-dessus de la langue est le palais, siége principal du goût ; il sert à faire connaître les propriétés des corps qui servent à notre nourriture ; il nous avertit, par la satisfaction ou la répugnance qu'ils lui inspirent, s'ils sont utiles ou nuisibles. Malheureusement ce sens est souvent altéré chez l'homme par l'abus.

Enfin, de chaque côté, la bouche est limitée par les joues qui fournissent la salive, humeur sécrétée par les glandes salivaires et qui joue un rôle important dans la mastication des aliments. La bouche exige des soins journaliers, des soins indispensables. Il faut, chaque matin, se la rincer à l'eau fraîche; ne jamais y laisser séjourner des corps durs ou étrangers à l'alimentation. Évitez surtout l'affreuse habitude qu'ont certaines personnes de mâcher du tabac, de prendre des chiques, comme on dit au village. Cette substance corrode les dents, provoque une trop grande salivation, irrite la bouche, amoindrit le sens du goût, etc.

La pipe, beaucoup plus répandue, a des inconvénients moindres, mais réels. L'action de la fumée sur les parois de la bouche y détermine une salivation épuisante. Ce qui rend plus dangereux le tabac ainsi employé, c'est son action sur le cerveau. La nicotine, poison très-actif, agit sur cet organe comme engourdissant. Je ferai observer en passant que les grands fumeurs, les chiqueurs vident leur bourse aux dépens de leur santé; ils s'exposent à des tumeurs, des cancers aux lèvres ou à la langue. En outre, l'usage exces sif du tabac diminue l'activité du cerveau et empêche, chez les jeunes gens, le développement intellectuel.

IV

Les Dents.

Les dents sont destinées à broyer les aliments. Ce sont de petits corps durs implantés dans le bord de la mâchoire. Leur utilité est incontestestable, puisque de leur conservation dépendent les bons résultats digestifs.

Les dents s'altèrent par le contact de substances corrosives ou acides, par les efforts trop grands qu'on leur impose pour broyer des corps durs, par le contact habituel d'une queue de pipe ; enfin, et surtout, par l'accumulation du tartre qui use l'émail et détermine la carie.

On évite l'altération des dents par la propreté.

On doit se rincer la bouche avec de l'eau

fraîche en se levant et après chaque repas. En hiver, l'eau un peu tiède est préférable. Il faut aussi de temps en temps se brosser les dents avec une brosse douce imbibée d'eau.

Comment se nettoyer les dents après le repas, comment extraire ces particules d'aliments qui se glissent entre elles?

On voit quelquefois des personnes se nettoyer les dents avec la pointe d'un couteau; outre que cette habitude est nuisible à l'émail et peut occasionner des déchirures à la gencive, elle a quelque chose de répugnant. C'est pourquoi toute personne bien élevée devrait la repousser en société. Il faut aussi éviter de faire usage d'épingle ou d'aiguille : l'emploi du cure-dents doit être seul autorisé. Le meilleur cure-dents est celui en tuyau de plume. Non-seulement il coûte très-peu, mais il est innocent à cause de sa souplesse et de sa flexibilité.

Lorsque les dents sont gâtées et qu'elles font souffrir, il faut les faire arracher. Les dentistes peuvent, il est vrai, les conserver en les cautérisant et en les plombant; mais ce traitement est onéreux; les petites bourses, les ouvriers ne peuvent supporter cette dépense.

—Bah ! dira peut-être quelque étourdi, à quoi bon tant de soins !—A quoi bon ? A vous préserver de ces maux de dents qui sont de véritables tortures. A quoi bon ? A vous conserver un puissant auxiliaire pour la parole. N'avez-vous jamais remarqué que les personnes qui n'ont plus de dents bredouillent ? A quoi bon ? Je l'ai dit en commençant : à diviser, à mâcher, à broyer les aliments afin de faciliter le travail de la digestion.

Soignez, soignez vos dents ; ce soin n'entraînera pas de grandes dépenses et vous préservera de bien des maux.

Beaucoup de personnes ne savent que faire lorsqu'elles ont mal aux dents.

La dent est-elle gâtée ? Si vos moyens le permettent, faites-la plomber ; sinon, faites-la arracher. Est-ce une dent creuse qui vous fait souffrir ? Introduisez-y un morceau de coton trempé dans l'eau-de-vie, une goutte de créosote, une gousse d'ail cuite sous la cendre, un clou de girofle, tous ces moyens sont également bons. Dans les névralgies, on conserve quelque temps dans la bouche de l'eau chaude contenant quelques gouttes de laudanum, quelques gouttes d'essence de pavot.

Mettez-vous en garde contre ces charlatans avec leurs poudres dentifrices. Ce sont autant de filous qui, pour votre argent, vous donneront : qui de la suie, qui de la cendre, qui du charbon pilé, qui du sable de grés, qui du tripoli, etc. ; le tout bien empaqueté, bien ficelé et vendu au son de la grosse caisse moyennant vingt ou trente centimes le paquet.

Que les niais seuls soient dupes de ces malins fripons ! Encore, s'ils ne faisaient qu'abuser de votre crédulité pour vous voler quelques sous, mais ils peuvent vous détériorer les gencives, vous gâter les dents.

V

Les Cheveux.

Le cheveu est un petit organe qui joue un rôle assez important; il croît avec l'individu et meurt souvent avec lui. Il réclame de l'air, de la propreté.

De même qu'une plante se fàne, s'étiole et finit par mourir si on la prive d'air, de même les cheveux végètent et tombent lorsqu'on porte toujours une épaisse coiffure qui intercepte le passage de l'air. Ainsi, le casque militaire, la calotte de soie ou de velours que portent les ecclésiastiques sont contraires à la conservation des cheveux.

Pour qu'une coiffure soit hygiénique, il faut qu'elle laisse circuler un peu l'air. Défiez-vous donc de ces chapeaux imperméables, de ces casquettes lourdes ; servez-vous de chapeaux à ventouses, de casquettes légères. Ayez la tête couverte le moins possible : c'est une excellente habitude de se couvrir seulement lorsqu'on sort. Les personnes chauves le sont généralement sur le haut de la tête, par conséquent sur la partie privée d'air.

La peau de la tête est exposée à se couvrir de pellicules blanches qui s'y forment continuellement ; cela, joint à la poussière et à la sueur, détermine ce qu'on appelle la crasse. Pour s'en débarrasser on se sert du peigne, de la brosse, et l'on fait de fréquents lavages. Les cheveux doivent être démêlés et peignés tous les jours ; sans cela, il n'y a pas de propreté possible. Il ne faut pas craindre les pleurs du petit enfant, vous ne pourriez lui ôter la vermine, si commune sur cette jeune tête, et vous courriez risque de lui laisser contracter ces maux dégoûtants qui rongent la peau et les cheveux du petit être négligé par une mère insouciante ou paresseuse. Les démangeaisons continuelles et la suppuration l'affaibliraient beaucoup et il resterait débile le reste de ses jours.

De temps en temps lavez-vous la tête à l'eau froide ; et, s'il est nécessaire, lavez-vous avec une brosse imbibée d'eau-de-vie. Ces moyens bien simples contribueront à la conservation de vos cheveux, et plus ils seront soignés, plus ils seront splendides. Il n'est point nécessaire de les enduire de ces prétendus onguents spécialement destinés à combattre la chute des cheveux. La pommade peut entretenir la bonne santé du cheveu bien portant ; mais, quoi qu'on dise, elle est impuissante quand le cheveu est malade, elle est nulle.

Voulez-vous conserver une épaisse chevelure? Coupez vos cheveux de temps en temps, cette coupe les fortifiera. Évitez pourtant de les couper trop courts en hiver ; vous seriez exposé aux maux de tête, aux maux de gorge, aux rhumes.

VI

La Peau.

La peau est l'enveloppe du corps ; elle en tapisse toutes les parties. Chez certains animaux, cette enveloppe fournit le cuir ; chez l'homme, elle soutient les chairs. Son épaisseur renferme de petites glandes qui sécrètent la sueur.

Cette sécrétion est continuelle. Elle est ordinairement insensible, mais elle devient abondante à la suite d'un exercice violent, pendant un accès de fièvre, pendant les grandes chaleurs, etc. Ce liquide assouplit et fortifie notre peau. La sueur est beaucoup plus abondante à certaines parties du corps : sous les aisselles, à la tête, à la plante des pieds.

Lorsqu'on est en sueur, il faut éviter de se laisser refroidir tout d'un coup ; ce serait grandement s'exposer que de commettre une telle imprudence. On doit au contraire entretenir la transpiration et la laisser disparaître peu à peu, On obtient ce résultat soit en continuant la marche, soit en courant, soit en se mettant auprès d'un bon feu.

Mais je suppose que des frissons vous avertissent trop tard de votre imprudence, que les symptômes d'une maladie se font sentir ; alors, réchauffez-vous bien auprès du feu, prenez des boissons chaudes, un peu alcooliques ; un bain de pieds jusqu'aux chevilles, pendant un quart d'heure ; couchez-vous ensuite, ayant soin de bien vous couvrir ; buvez une pinte de lait ou de bière, le plus chaud possible ; remuez peu dans votre lit. Votre sueur rentrée ressortira, et vous aurez ainsi évité une maladie. Le matin, en vous levant, vous changez de chemise et vous vous chauffez un peu, après quoi vous pouvez vaquer à vos occupations. Je ne saurais trop recommander ce moyen bien simple et pourtant si efficace. Je l'ai employé moi-même et fait employer, toujours avec succès.

La peau doit être proprement tenue ; car, lorsqu'elle est sale, les ouvertures par lesquelles passent la sueur se bouchent. Au reste, la malpropreté de la peau n'est pas seulement une chose malsaine, elle est encore un objet de dégoût.

Le visage, le cou, les mains étant sans cesse en contact avec les corps extérieurs, se salissent facilement; on doit, par conséquent, les laver souvent. La civilité demande qu'on se lave les mains avant le repas. N'est-ce pas répugnant d'être assis à la même table avec des personnes qui touchent le pain et les autres aliments ayant les mains malpropres ?

Il est des gens assez stupides, dans la clases ouvrière, pour regarder le lavage complet du visage et du cou comme une chose de luxe, comme une chose praticable chez les riches seulement. On se lave comme il faut les jours de dimanche et de fête, les jours ouvrables, on se frotte un peu les yeux, le bout du nez, les joues et le front, et puis c'est tout. Les oreilles, le cou, le bord des cheveux, tout cela est laissé avec la poussière, la crasse. C'est une faute grossière ; ces dernières parties, comme les autres, demandent un lavage quotidien.

Lavez-vous chaque matin comme lorsque vous vous préparez à une ducasse, et vous éviterez ces petits boutons et autres misères qu'engendre une peau sale.

Ayez soin aussi de vous laver à l'eau fraîche, même en hiver ; habituez-y vos enfants, cette coutume est saine et excellente.

VII

Les Bains.

Après avoir parlé de l'hygiène de la peau, je veux vous dire quelques mots des bains.

On appelle bain, le séjour plus ou moins prolongé du corps dans l'eau. Le bain sert à nettoyer la peau et à nous rafraîchir. Les bains sont ou tièdes ou froids.

On prend les bains froids dans les rivières, les étangs, les marais; l'eau courante est de beaucoup préférable. Il y a encore les bains de mer, qui sont non-seulement hygiéniques, mais aussi médicamenteux, à cause du sel que l'eau de la mer tient en dissolution. Les bains de mer ne sont en général accessibles qu'aux habitants du littoral et aux personnes fortunées.

Il serait à désirer qu'il y eût dans chaque commune des bains publics; on éviterait par là plus d'un accident et on procurerait à tous la facilité de se baigner pendant les chaleurs de l'été.

Les bains, pour être salutaires, ne doivent être ni trop longs ni trop fréquents, autrement ils énerveraient le corps. En sortant du bain, il faut avoir soin de s'essuyer aussitôt, de se bien sécher le corps et de s'habiller promptement, à l'ombre autant que possible, afin d'éviter les coups de soleil.

Il faut aussi avoir soin de ne jamais se baigner trop tôt après les repas, cette imprudence peut occasionner la mort, et chaque année, malheureusement, le nombre des victimes est considérable. Le mieux, c'est de le faire à jeun, ou au moins trois ou quatre heures après avoir mangé; alors la digestion est assez avancée pour ne plus compromettre la santé.

Évitez de vous baigner dans des eaux stagnantes, des eaux bourbeuses, et, après un orage, dans les eaux courantes.

Je conseillerai de ne jamais se baigner seul, pour plus de sûreté. En effet, qu'une crampe ou tout autre accident survienne, on est en danger de périr, faute de secours.

VIII

Les Mains et les Pieds.

La main de l'homme est formée d'une réunion de petits os qui se prêtent à une infinité de mouvements. La réunion de ces os s'appelle carpe: c'est le poignet. Le métacarpe ou main proprement dite se compose de cinq os longs. Enfin, les doigts sont composés de trois phalanges. La peau de la main est plus dure que celle du corps en général, surtout chez les ouvriers. L'extrémité de chaque doigt est pourvue d'un ongle, espèce de sécrétion fournie par le derme.

Le pied a une grande analogie avec la main; seulement il ne possède pas cette grande variété de mouvements.

Je ne veux pas m'arrêter plus longtemps à l'anatomie de ces deux organes.

La grande sensibilité et le pouvoir absorbant de la peau des mains et des pieds nécessite une grande propreté. D'ailleurs, tout homme bien élevé n'oserait se présenter nulle part avec les mains sales. Les mains se salissent facilement par le contact des corps souillés qu'elles touchent ; il est donc indispensable de les laver fréquemment et surtout avant le repas. Il faut toujours les laver à l'eau froide, et si quelque matière crasseuse couvre la peau, on fait usage de savon. En hiver, on doit bien les essuyer, autrement on s'exposerait aux gerçures, aux engelures.

Non-seulement les mains sales sont un objet de répugnance, mais elles se remplissent plus facilement de dartres, de boutons, et transportent par leurs pores nombreux des principes délétères dans le torrent de la circulation.

Même propreté pour les pieds, seulement les lavages doivent être moins fréquents.

Les ongles des mains et des pieds ont besoin

d'être coupés de temps en temps, et nettoyés chaque fois qu'ils sont sales. Il ne faut les avoir ni trop courts ni trop longs. Pour les pieds, il faut ne jamais les couper en rond, autrement ils croissent dans la chair et déterminent une gêne ponr la marche.

Je ne saurais assez m'élever contre l'habitude qu'ont certains enfants de se ronger les ongles ; les parents doivent s'appliquer à la leur faire perdre. Cette manie serait inpardonnable chez une grande personne ; elle a quelque chose de répugnant et est capable de produire des écorchures inflammatoires ou tout autre mal.

Les pieds ont besoin d'être garantis par des chaussures qui les protégent contre le froid et le choc des corps durs. Mais la tyrannie de la mode impose des chaussures trop minces ; la coquetterie des chaussures trop étroites qui occasionnent les cors, les durillons, les œils-de-perdrix et autres infirmités gênantes. N'est-il pas bien ridicule de se faire mal pour plaire aux autres ? Portez des chaussures raisonnables ; des bottes, souliers ou bottines dans lesquels le pied ne soit pas trop serré ; pour vous préserver de l'humidité, mettez dans l'intérieur une semelle de liége ou de paille tressée, suivant vos moyens. Dans l'hiver, portez hardiment des sabots. Ne vous mettez point en peine de ce que diront les sots ou les fats. L'essentiel n'est pas que vous ayez un pied mignon, mais bien que rien ne vous gêne pour la marche et n'occasionne d'infirmités incurables.

IX

Les Vêtements.

Les vêtements servent à couvrir notre corps. Ils ne sauraient être les mêmes à tous les âges de la vie. Ceux de l'enfant au berceau diffèrent de ceux de l'écolier qui joue dans la rue ; ceux du jeune homme, de ceux du vieillard. Les vêtements doivent encore être en rapport avec la saison : chauds en hiver, légers en été.

Je ne consulterai point la mode, ce tyran de l'humanité, j'examinerai les vêtements au point de vue hygiénique.

L'enfant, dans les premiers mois de son existence, est emmaillotté, mais le maillot ne doit point dépasser la ceinture et être peu serré, autrement il gênerait la respiration et les autres fonctions digestives. La tête de l'enfant doit être entièrement couverte, soit par une petite calotte de flanelle, soit par un bonnet léger, afin de soustraire le cuir chevelu aux intempéries de l'air. On doit surtout éviter de trop serrer la coiffure. L'enfant doit être couvert le jour et la nuit, toujours modérément. Il faut l'habituer graduellement à supporter les vicissitudes atmosphériques du climat, afin d'en faire une nature robuste. Combien ne voit-on point de mères idolâtres élever trop mollement leurs enfants et en faire des êtres chétifs !

Les vêtements de l'enfant doivent être amplement grands, afin de ne point gêner la croissance ; ils ne doivent jamais être trop précieux, afin que le marmot puisse jouer, courir, sauter, prendre ses ébats à son aise sans crainte de se salir, de se déchirer. La gymnastique est une condition essentielle au développement de ce petit être.

Le vêtement des jeunes gens sera en rapport avec leur constitution, leur emploi, leur fortune. Cependant il est des points généraux qui peuvent convenir à tous. Mais la mode et la coquetterie font une guerre habituelle à l'hygiène.

La chemise, toujours en contact avec la peau, est en toile ou en coton. La toile est beaucoup plus solide, cependant son tissu est moins chaud; lorsqu'il est mouillé, il se refroidit sur le corps, ce qui peut avoir de graves inconvénients. Le coton, plus mou, absorbe moins la chaleur du corps; il est donc plus chaud; lorsqu'il est mouillé, l'eau s'évapore plus lentement et cause moins de refroidissement, ce qui devrait le faire préférer.

La chemise se salit vite, elle s'imprègne des sécrétions du corps et acquiert souvent une odeur désagréable, il est donc essentiel d'en changer souvent; une fois par semaine ne suffit pas pour l'ouvrier exposé à transpirer beaucoup. L'usage des gilets de flanelle se propage de plus en plus; c'est une chose excellente pour mettre la peau à l'abri des rigueurs du froid ou de l'humidité.

Le cou est ordinairement entouré d'une cravate. C'est un vêtement de luxe pendant l'été. Mais qu'y a-t-il de plus risible que ces cravates étroites qui ne font qu'un seul tour et qu'on porte quand même au milieu de l'hiver, pour faire ressortir la blancheur d'un col de chemise? Laissez ces frivolités, portez des cravates qui vous préservent du froid et ne les serrez pas trop.

La poitrine est recouverte par le gilet. Ce vêtement doit être d'un tissu plus ou moins chaud suivant la saison. Portez autant que possible un gilet fermé par devant et boutonné à sa partie supérieure, afin que le haut de la poitrine soit suffisamment garanti du froid.

Beaucoup de jeunes personnes portent le corset; c'est un abus. Le corset, tel qu'on le fait de nos jours, comprime trop la poitrine, qui se trouve serrée et comme emprisonnée. N'en portez point, vous surtout que votre condition oblige à un travail journalier; sous prétexte d'avoir une taille élégante vous contracteriez des maux peut-être incurables : ne jouez pas ainsi avec votre santé.

On dit et on répète qu'une taille mince est une beauté, soit. Ayez une ceinture, mais ne la serrez pas trop, vous gêneriez la circulation et le travail digestif. Mettez une ceinture large plutôt qu'étroite. Il y a des femmes qui, pour avoir une taille fine, se partagent le ventre en deux par une ceinture qui le comprime fort; elles se croient élégantes; elles ne sont que ridicules, pour ne pas dire trop; une sotte coquetterie les aveugle. Ayez en horreur cette mode, si préjudiciable à la santé.

Le ridicule usage de mettre des bretelles est presque aboli dans les villes, mais à la campagne il est encore en vigueur. A quoi servent-elles? — A retenir mon pantalon, dira quelque vieux entiché dans ses idées. — Mais, en réalité, à quoi servent-elles? A comprimer la poitrine et à peser sur les deux épaules. Vous avez besoin de marcher, de sauter, de vous asseoir, de vous mettre à genoux; les bretelles sont nuisibles dans tous ces mouvements, qu'elles soient flexibles ou non, même en caoutchouc; qu'importe, elles sont nuisibles. A quoi servent-elles? A rien.

Ayez une ceinture qui soutienne vos pantalons au-dessus des hanches, et laissez là les bretelles.

Les jarretières... Encore un abus. La jarretière mise sous le genou empêche la libre circulation du sang et produit souvent les varices; elle contribue beaucoup au refroidissement des pieds. Les hommes devraient tous porter des chaussettes, les jarretières seraient alors inutiles. Les femmes font usage de bas; elles devraient appliquer les jarretières au-dessus du genou et non au-dessous; au-dessus du genou les vaisseaux sanguins n'étant pas à la surface ne sont pas si facilement comprimés.

Les vêtements du vieillard ont besoin d'être plus chauds et plus préservateurs que ceux du jeune homme, parce que la chaleur naturelle diminue avec l'âge.

Tout le monde sait que la couleur noire absorbe toute chaleur, tandis que la couleur blanche la reflète, pour ainsi dire. Par conséquent les vêtements noirs aidant à la déperdition de notre chaleur naturelle en hiver, et absorbant plus facilement la chaleur extérieure pendant l'été, sont moins hygiéniques que les habits peu foncés ou blancs.

Vêtissez-vous convenablement, mais ne vous laissez pas aller aux caprices de la mode, surtout lorsqu'elle invente quelque chose qui peut être nuisible. Ayez plus de soin de votre santé que de l'appréciation que les sots feront de votre habillement.

X

Lit.

Le sommeil est indispensable à tout individu; son insuffisance a des inconvénients pour la santé. La durée du sommeil doit être en rapport avec l'âge, la constitution, le sexe et les fatigues. Ainsi, l'enfant doit dormir plus que l'adulte, celui-ci plus que le vieillard; la femme plus que l'homme; l'ouvrier qui fatigue beaucoup, plus que l'homme sédentaire. Pour que le sommeil soit bien réparateur, il faut se lever et se coucher aux mêmes heures.

Je vais dire quelques mots du lit.

Le berceau de l'enfant est assez souvent mal fait. On met le nouveau-né sur un matelas de laine, un traversin de plumes; on le couvre de plusieurs couvertures et on l'enferme dans d'épais rideaux. Tout cela par tendresse maternelle. Détrompez-vous, bonnes mères, vous faites beaucoup plus de mal que de bien à votre enfant.

Au lieu de matelas de laine, mettez de la fougère ; au lieu de traversin de plumes, mettez de la paille d'avoine. La fougère et la paille d'avoine ont l'avantage de sécher vite et de ne conserver aucune mauvaise odeur. Couvrez l'enfant le plus légèrement possible ; son maillot le préserve assez du froid. Le grand air est nécessaire à cette frête existence ; ainsi, pas de rideaux,ou mettez-en qui soient très-légers et à travers lesquels l'air passe facilement.

Les jeunes gens doivent être couchés durement. Les lits de plumes sont malsains, parce qu'ils s'imprègnent de toutes les émanations sorties du corps. Dans un lit trop doux le système nerveux devient paresseux et le tempérament s'étiole. Un matelas, une bonne paillasse et un traversin de paille d'avoine suffisent pour faire un lit sain et hygiénique. Pas trop de couvertures et surtout pas de rideaux.

Pour le vieillard, le lit doit être un peu plus doux; on doit y mettre plus de couvertures,mais l'air doit toujours y être abondant. Pour tous, point d'alcôve; que les lits ne soient pas trop près des murailles qui donnent sur l'extérieur.

Le lit du malade doit être tenu dans un grand état de propreté, il faut souvent renouveler le linge, et aérer la chambre autant qu'il sera possible.

Il ne faut jamais dormir dans une chambre nouvellement construite et dont la maçonnerie n'est point parfaitement sèche, on s'exposerait à contracter des rhumatismes.

Le lit des malades et des vieillards a quelquefois besoin d'être chauffé. Alors on a recours à la bassinoire. C'est un moyen simple et commode. Mais à la campagne, on n'en trouve pas dans chaque ménage. On peut, en place, prendre un fer à repasser et le passer bien chaud sur toute l'étendue des draps. Ou bien on fait chauffer de l'eau que l'on verse dans un cruchon en grés pour mettre à l'extrémité des pieds.

XI

Habitations.

Les vêtements ne sauraient nous protéger suffisamment contre les variations atmosphériques, si nous n'avions nos habitations. Il est important d'apporter un grand soin dans leur construction, et dans le choix de l'emplacement. C'est pourquoi je vais examiner les habitations au point de vue de la santé.

Une habitation malsaine rend l'homme souffrant, étiole les petits êtres qui y naissent et y vivent. Cependant, combien d'ouvriers, dans les grandes villes surtout, combien d'ouvriers habitent des taudis malsains, dans des rucs étroites, dans des caves où le soleil ne pénètre jamais, même aux plus longs jours d'été, où l'air ne peut se renouveler. Qu'arrive-t-il lorsqu'une épidémie se déclare? Ces malheureux sont les premières victimes.

Les logements humides sont aussi une source de maladies, de rhumatismes. Souvent on est victime de la précipitation avec laquelle on occupe un local nouvellement construit. Un air humide et malsain pénètre à travers les vêtements et devient la source de douleurs nerveuses, de catarrhes, etc.

L'air, le bon air, voilà l'aliment principal de la santé. Pour qu'un appartement soit salubre, il faut l'aérer une ou deux fois par jour, en tout temps; plus les habitants sont nombreux, plus il fait chaud, et plus il est nécessaire d'ouvrir les portes et les fenêtres. Mais pas d'excès. Dans les chaleurs de l'été, alors que vous étouffez, comme vous dites, ne commettez jamais l'imprudence de dormir avec la fenêtre ouverte : l'air de la nuit est toujours plus humide, partant, plus dangereux.

Évitez de laisser dans votre chambre à coucher des fleurs en pleine végétation, arrangées en bouquet, ou dans des caisses et des pots. Ces fleurs exhalent une odeur délétère qui toujours est nuisible à la santé.

Dans les campagnes, on ne veille pas assez à ce que les abords de la maison soient sains. Devant la porte se trouve ordinairement le fumier, qui répand constamment un air méphitique et corrompu; les eaux sales, provenant de la cuisine, des lavages, sont jetées indifféremment presque sous les fenêtres. Ajoutez à cela les vapeurs nauséabondes d'une mare d'eau croupissante, et voyez la quantité de gaz délétères, d'odeurs désagréables qui réagissent sur l'estomac et les poumons. Après cela, faut-il s'étonner que les habitants soient malingres et souvent indisposés?

Il y a un moyen bien simple de se préserver de ces inconvénients. Éloignez ces foyers d'infection, placez votre fumier derrière les étables, le plus loin possible de votre logement; ayez un endroit propice pour jeter les eaux sales; procurez-vous de l'eau claire, au moyen d'un puits ou d'une pompe, au lieu de mare croupissante, et vous y gagnerez la santé, le bien-être même.

Les ouvriers diront peut-être : Je reste fort peu à la maison, je travaille dehors. Soit. Mais vous êtes pères de famille; ayez au moins pitié de votre femme et de vos enfants, ce que vous avez de plus cher au monde. Vous vous usez pour gagner de quoi leur donner du pain, et vous les laissez en contact avec un air malsain qui les tue ou du moins leur apporte le principe des maladies les plus dangereuses. Enfin, ayez la ferme volonté de veiller à votre santé, à celle de votre famille; pour cela, ne négligez rien afin de vous procurer un logement salubre.

XII

Digestion.

La digestion est un des actes les plus importants de la vie. En effet, d'une bonne ou d'une mauvaise digestion dépend ou la santé ou la maladie. La digestion s'effectue de la bouche au rectum. On croit généralement que l'estomac seul est chargé de cet acte : c'est une erreur.

Les aliments sont broyés par les dents, humectés par la salive ; ensuite ils descendent dans l'estomac, poche membraneuse située à la partie supérieure du ventre. Les parois de cet organe renferment de petites glandes qui sécrètent un liquide pénétrant les aliments et facilitant leur dissolution. Les contractions de l'estomac aidant, le tout se transforme en une substance nommée chyme. La chymification ne commence qu'une heure ou deux après le repas. A mesure que le chyme se forme, l'estomac le chasse vers le pylore, d'où il suit les intestins qui l'expulsent au dehors. Je ne veux point entrer dans de plus grands détails physiologiques ; tel n'est point mon but.

J'aborde l'hygiène proprement dite.

Le besoin de nourriture se fait sentir en nous par une sensation particulière appelée la faim. Lorsque l'estomac est malade, cette sensation est presque nulle. De là ce dicton : Il ne faut pas manger si l'on n'a point faim. Cela ne peut être pris à la lettre.

Si l'absence de l'appétit était due à un malaise, à une fatigue de l'estomac, il faudrait faire diète. Si l'appétit se faisait attendre plusieurs jours, il faudrait le stimuler par quelque exercice assez violent, et, au besoin, consulter le médecin. Évitez surtout de vous incorporer bénévolement toutes ces drogues qui détraquent infailliblement l'estomac le mieux organisé.

Un homme préoccupé n'a pas faim, son estomac se trouve mal disposé. Eh bien! qu'avant le repas il fasse une bonne promenade et laisse le cerveau en repos : l'appétit ne tardera pas à venir. Par contre, il faut éviter de trop manger; car, est-il écrit, « la bouche tue plus d'hommes que l'épée. » Pas de ces repas où l'on se bourre jusqu'à la gorge, comme on dit vulgairement; c'est jouer avec sa santé. La raison doit guider en cela tout homme sensé qui ne veut point se ravaler au-dessous de la brute.

Après le repas, il faut éviter toute fatigue ou physique ou intellectuelle; le repos est nécessaire. Il vaut bien mieux dormir une demi-heure ou se livrer à une agréable conversation ou à quelque exercice récréatif.

Il arrive quelquefois qu'après le repas on éprouve des pesanteurs à l'estomac, du malaise; c'est un signe évident d'une mauvaise digestion. Il faut alors chercher la cause du malaise. Est-ce une trop grande quantité d'aliments gras ou lourds, comme des crêmes, des pâtisseries, des végétaux herbacés, etc., qui est cause de votre gêne? Dans ce cas, buvez quelques gorgées de bon thé, de bon café, d'eau-de-vie. Avez-vous pris des aliments trop irritants, trop assaisonnés, des boissons trop fortes ? Buvez de l'eau fraîche légèrement sucrée. Est-ce le chagrin, la peine morale qui vous trouble la digestion? Prenez une infusion de fleurs de tilleul, un verre d'eau sucrée avec quelques gouttes de fleurs d'oranger. Ces moyens, d'une grande efficacité, sont à la portée de tous ; mais si le malaise continue, provoquez le vomissement à l'aide de quelques gorgées d'eau tiède.

Je ne parle point ici des empoisonnements ; j'en dirai quelque chose plus loin. Il est très-important de bien soigner notre digestion ; sans bonne digestion on ne peut réparer les forces ; par conséquent, on s'affaiblit et on s'achemine insensiblement vers la maladie qui nous conduit au tombeau.

Dans les maladies, les convalescences, il faut avoir avoir soin de suivre exactement les prescriptions du médecin au sujet de la nourriture, autrement on s'expose à des rechutes souvent fatales.

XIII

Aliments.

Après avoir parlé de la digestion, il est important de dire quelques mots des aliments; cette question intéresse toutes les classes, toutes les conditions.

L'homme perd journellement une partie de ses forces; à la longue, il s'épuiserait s'il ne les réparait à mesure qu'elles se perdent. Or les aliments nous sont donnés pour cette réparation. Toute substance, pour servir à notre alimentation, doit provenir de matières organisées, c'est-à-dire ayant eu vie; par conséquent nous ne pouvons nous nourrir que de végétaux et d'animaux.

Le sol et l'air fournissent aux végétaux les

matières qui les composent; ces matières deviennent propres à la nourriture de l'homme en se transformant en une substance organisée. La chair des animaux s'incorpore plus facilement à nous, par conséquent elle est plus nourissante que les végétaux.

Je ne veux point passer en revue tous les végétaux ou animaux servant à notre nourriture, je veux parler simplement des aliments les plus communs, de ceux d'un usage journalier à la généralité des individus; j'indiquerai leurs propriétés nourrissantes et le moyen d'en faire une bonne digestion. La manière de préparer les aliments contribue aussi à la bonne ou à la mauvaise digestion. Car, dit le proverbe, la sauce fait le poisson.

XIV

Végétaux.

On appelle végétaux tout ce qui croît par la végétation, par la force de la séve : les arbres, les plantes. Les végétaux dans lesquels l'eau domine sont peu nourrissants. Ainsi, les salades, par exemple, rafraîchissent, mais ne nourrissent guère lorsqu'elles sont exclusivement composées de feuilles. On ne devrait en manger que mélangées avec un peu de viande ou des œufs cuits durs ; par ce moyen on atteindrait un double but : on se rafraîchirait tout en se nourrissant. Les salades les plus hygiéniques sont celles de chicorée et de cresson. Il faut toujours avoir soin de ne pas mettre trop de vinaigre ; cet acide irrite les canaux par où il passe. Les choux, l'oseille, la laitue, les épinards peuvent être rangés avec la salade proprement dite.

Il est des végétaux dont on mange les racines, ils sont plus nutritifs. Ainsi les pommes de terre. D'autres dont on mange la graine ou fécule, ils sont également plus nutritifs. Ainsi les haricots, les pois, les lentilles, nourrissent parce qu'ils contiennent de la fécule, de la gomme et certains sucs. Il faut cependant en manger avec modération, car, pris en abondance, ils déterminent l'obésité.

Les fruits sont peu nourrissants; ils flattent le goût et rafraîchissent. Que d'abus à ce sujet! Les enfants en mangent en grande quantité alors qu'ils ne sont pas mûrs. Ces poires, ces pommes d'où coule un jus aigre leur semblent si bonnes! Mais il y a là un danger réel. Moi-même j'en ai subi les conséquences dans mon enfance. Ce jus acide qui agace les dents, irrite l'estomac et les intestins; et alors, qu'arrive-t-il? On récolte une indigestion, une gastrite parfois, souvent la dyssenterie.

Défiez-vous beaucoup des fruits verts; mangez-les mûrs avec modération. Dieu ne les envoie pas pour que nous en abusions, mais bien pour que nous en tirions notre profit.

XV

Œufs. — Lait.

Les œufs qui proviennent des poules, des canes, des dindes, font partie de notre alimentation. Ils se composent du blanc ou albumine, matière peu nourrissante et utilisée dans les empoisonnements; du jaune, partie plus excitante et plus nourissante. Ils sont d'une digestion plus ou moins facile, suivant les préparations qu'on leur fait subir. Le meilleur est de les manger à la coque; fricassés avec le beurre, en omelette comme on dit, ils nourrissent bien, mais ils digèrent plus difficilement. Cuits durs, ils sont d'une digestion pénible, surtout pour les estomacs délicats.

Le lait possède une plus grande valeur nutritive ; il contient de l'eau, de l'albumine, une matière sucrée, une matière grasse, le beurre, et des sels. Quand on abandonne du lait à lui-même, au bout de quelque temps, il se sépare en deux parties, l'une liquide et l'autre plus épaisse, qui surnage. La partie liquide est composée d'eau, d'albumine et de sucre. La seconde partie est presque exclusivement composée de beurre qu'on retire par le battage.

Certaines ménagères se donnent beaucoup de peine pour extraire le beurre du lait ; il y en a qui battent deux heures et plus : c'est une lourde besogne. Voici un moyen bien simple pour obtenir le beurre en dix minutes. Achetez un thermomètre ; chauffez le lait jusqu'à seize degrés, ni plus ni moins ; en dix minutes, le beurre sera venu à point. Vous voyez : grande économie de temps et de travail.

Le lait fait partie de notre alimentation ; il convient à tous les âges de la vie. C'est le seul aliment de l'enfant pendant les premiers mois de son existence. C'est une nourriture saine, agréable, d'une digestion prompte et d'une assimilitation facile. Il est fâcheux que certains marchands le falsifient en y ajoutant de l'eau ; il est alors d'autant plus faible, que l'addition d'eau a été plus forte.

On ne saurait assez blâmer les mères qui, sous le plus léger prétexte, allaitent leurs enfants au biberon. On ne devrait avoir recours à cet expédient qu'à la dernière extrémité. Les hommes de l'art ont démontré qu'aussitôt après être sorti de la mamelle, le lait, par un travail chimique, éprouve la séparation des parties qui le composent. Le lait étranger exige de plus grands efforts d'estomac pour être digéré par ces petits êtres, qui paient souvent cher les caprices de leurs parents.

XVI

Pain.

Le pain occupe la première place dans l'alimentation de nos contrées ; je dis de nos contrées, parce que, dans certains pays, c'est le riz. Pour que cet aliment soit d'une facile digestion, il a besoin d'être bien levé et bien cuit.

Pour obtenir le premier résultat, on ajoute de la pâte fermentée appelée levain à la farine délayée dans l'eau. Toutes les ménagères connaissent cela. Le levain active la fermentation et fait dégager les gaz renfermés dans la pâte.

En second lieu, le pain doit être bien cuit ; autrement il est lourd, pesant, difficile à digérer. Pour obtenir une bonne cuisson, on le laisse environ vingt-cinq ou trente minutes dans un our chauffé à trois cents degrés. De cette manière on a des croûtes bien solides, et une mie molle et sèche. Certaines ménagères disent qu'elles font cuire leur pain un peu fort afin qu'on en mange moins ; le motif n'est pas noble, mais l'expédient est hygiénique.

Le pain le plus nutritif et le plus digestif en même temps s'obtient avec la farine de froment. Pour qu'il soit bon, il n'est pas nécessaire qu'il soit très-blanc ; en effet, une faible quantité de son ne nuit pas à l'alimentation. Certaines personnes ajoutent de la farine de seigle, en été, afin d'obtenir un pain qui se conserve plus longtemps frais. Cette addition demande un plus grand travail à l'estomac.

Il ne faut jamais, pendant les chaleurs, faire une telle quantité de pain qu'on soit obligé de conserver dix ou douze jours, car alors il se couvre de moisissures qui ne sont rien moins qu'un faible poison. On veut viser à l'économie et on expose sa santé.

XVII

Viande.

La viande est un aliment très-nourrissant. Il est fâcheux que son prix élevé ne soit pas à portée de la bourse de l'ouvrier, qui doit forcément se priver d'une nourriture capable de réparer les forces qu'un travail long et pénible lui fait perdre journellement.

La valeur nutritive de la viande n'est pas la même dans tous les animaux, ni à tous les âges. La chair provenant d'un jeune animal nourrit bien moins que celle d'un animal plus âgé. Un morceau de viande où la graisse domine, ou, encore, d'un tissu mou, pâle, est peu nourrissant. Par contre, un morceau un peu coloré, dont la chair est ferme, pas trop grasse, est très-nourrissant parce que l'osmazôme y entre dans une notable proportion ; or, cette substance a une grande valeur nutritive. On en fait même des tablettes très-estimées.

Un morceau de lard convient très-bien à un ouvrier travaillant au grand air, et serait nuisible à un homme sédentaire, à l'employé de bureau, parce que ces occupations n'excitent point assez l'appétit et n'occasionnent point une grande dépense de forces.

Je ne dis rien de certaines viandes qu'on peut appeler viandes de luxe et dont la table du riche est souvent garnie. Ordinairement on leur donne la préférence, parce qu'elles flattent le goût ; ce sont des hors-d'œuvre.

Comment préparer la viande ? comment la faire cuire pour qu'elle soit réparatrice et digestive ?

Habituellement, on fait avec le lard ou le bœuf un pot-au-feu ; alors la valeur nutritive de la viande passe dans le bouillon. Il n'y a rien à dire à cela, mais il serait préférable de faire de la bonne soupe sans viande, et de faire rôtir le bœuf ou le lard. De cette manière, une portion de la matière nourrissante ne se perd pas par l'évaporation. Malheureusement on ne veut pas comprendre cela dans nos campagnes.

Les côtelettes doivent être mangées grillées et presque saignantes. Cuites en ragoût avec le beurre, elles sont d'une digestion plus laborieuse. Les volailles doivent aussi être mangées rôties, si l'on veut en retirer toute la valeur nuritive.

La chair du poisson d'eau de mer est assez nourrissante, mais celle du poisson d'eau douce a fort peu de valeur pour l'alimentation, c'est une variété, un changement qu'on se procure en la mangeant.

Je ne veux point passer en revue toutes les viandes, entrer dans de grands détails culinaires sur leur préparation, je me borne à signaler celles qui entrent chaque jour dans l'alimentation de la majeure partie des habitants.

XVIII

Boissons.

Les aliments solides ne suffisent pas à tous nos besoins, ils ne satisfont que la faim ; nous avons besoin d'un liquide quelconque pour nous rafraîchir, nous désaltérer, car la soif n'est pas moins impérieuse que la faim. Les liquides que nous employons à cet effet se nomment boissons. Les boissons sont digestives, stimulantes ou désaltérantes.

Les boissons des malades se nomment tisanes. Malheureusement, toutes les tisanes sont loin d'être bien préparées ; l'ignorance est la principale cause de cette mauvaise préparation. Toute tisane de feuilles ou de fleurs se fait en versant de l'eau bouillante sur la quantité de feuilles ou de fleurs employées : c'est ce qu'on appelle infusion. Les graines se font bouillir jusqu'à ce que l'enveloppe soit crevée, alors on peut être assuré que l'essence de la graine est sortie. Les tiges, les racines se font bouillir jusqu'à cuisson, c'est-à-dire jusqu'à ce qu'elles soient tendres. Il est essentiel que l'eau soit bien propre.

Toute tisane, pour être convenablement préparée, doit être transvasée, c'est-à-dire changée de vase, afin de l empêcher de s'épaissir. Avant de la donner à boire, on peut la filtrer en la passant à travers un linge pour ôter toute impureté qui pourrait s'y trouver.

Le thé, le café infusés sont des boissons aromatiques, considérées assez souvent comme boissons de luxe dans certaines contrées. Prises ave modération, elles activent et favorisent la digestion.

L'eau et les boissons alcooliques étant d'un plus fréquent usage, et ayant plus d'importance, seront traitées dans des articles séparés.

XIX

Eau.

L'eau pure est assurément la boisson la plus répandue, la plus naturelle, celle dont tout le monde peut se servir sans frais ; la plus propre à désaltérer. Cette boisson insuffisante dans toutes les conditions où se trouvent les hommes, joue un rôle essentiel en remplaçant les liquides évaporés, en éteignant la soif, etc. Toutes les eaux ne sont point potables, c'est-à-dire bonnes à boire. Pour être potable, une eau doit être claire, aérée, sans odeur ni saveur ; elle doit bien cuire les légumes et dissoudre facilement le savon.

L'eau de pluie est la plus pure ; mais conservée dans des mares, des étangs, elle s'altère, se corrompt par le contact des animaux et des végétaux qui y naissent et y meurent. Il faut la conserver dans des citernes ou dans des vases bien propres. Le mieux serait d'avoir un filtre. Vous boiriez alors de l'eau vraiment hygiénique. Ne vous effrayez pas de la dépense pour l'acquisition de cet objet : elle est nulle. Faites vous-même l'appareil. Prenez un tonneau que vous posez debout, sur un trépied, par exemple. Placez dedans un double fond percé de petits trous. Sur ce double fond, mettez une couche de cailloux bien propres, puis une couche de charbon de bois pilé, et enfin une couche de gravier sur laquelle on verse l'eau qui, passant par ces trois couches successives, se débarrasse des impuretés qu'elle contient.

L'eau de rivière vient en seconde ligne, pourvu que dans ces rivières on ne déverse point les eaux provenant des fabriques, des égouts ou du lavage des ménagères. En général, l'eau des rivières n'est bonne qu'à leur naissance, alors que, simple filet d'eau, elles ne reçoivent dans leur lit aucune matière corruptrice.

L'eau de puits contient toujours quelques matières en dissolution, la plupart du temps, des sels ; elle n'est pas toujours potable ; on ne devrait s'en servir qu'après examen.

Les eaux provenant de la fonte des neiges sont lourdes, elles occasionnent une gène à l'estomac et se digèrent difficilement, parce qu'elles n'ont pas assez d'air.

L'eau employée comme boisson doit être fraîche ; tiède, elle ne convient pas à l'estomac et provoque des vomissements.

Cependant, dans les chaleurs de l'été, l'eau trop fraîche a de graves inconvénients. Lorsque vous êtes en sueur, avant de boire, mettez dans l'eau quelques gouttes de vinaigre, d'eau-de-vie, de vin, afin de lui ôter sa crudité. Quelle imprudence commettent ces ouvriers des champs qui, pendant la moisson, retournent à la ferme en transpiration et boivent immédiatement *un coup d'eau,* comme ils disent ; et encore ils cherchent la plus fraîche !! Les malheureux ! ils s'exposent grandement ; les plus terribles conséquences peuvent résulter de la prétendue satisfaction qu'ils se donnent. Combien de refroidissements, de maladies de poitrine prennent le germe dans cette funeste habitude !

Buvez de la tisane plutôt tiède que froide, ou de l'eau mélangée ; il y va de votre santé.

XX

Vin. — Bière. — Cidre.

Le vin, la bière, le cidre sont les principales boissons fermentées dont nous fassions usage. Ces boissons sont excitantes en proportion de l'alcool qu'elles contiennent ; elles ont des propriétés communes, mais aussi des propriétés particulières.

Le vin est extrait du raisin par la pression. On distingue les vins forts ou généreux et les vins faibles. Les vins forts accélèrent la digestion ; les vins faibles, au contraire, sont d'une digestion difficile. Cette liqueur, commune dans certains pays chauds, est une boisson de luxe dans les pays froids. De plus, les lourds impôts qui pèsent sur elle ne la mettent pas à la portée de toutes les bourses.

Certains vins doivent être pris avec beaucoup de modération, ce sont les vins capiteux.

Le vin a une action bienfaisante; il nous donne une certaine énergie et nous procure un bien-être réel. N'est-il pas écrit : « Le bon vin réjouit le cœur de l'homme. » Son usage immodéré altère nos organes, diminue notre intelligence et nous abrutit.

Il est bien fâcheux que l'industrie mélange et falsifie quelquefois cette boisson. On vend aujourd'hui des vins frelatés, des vins arrangés avec de l'eau-de-vie, du trois-six, etc. Ces vins-là sont nuisibles. Il est vraiment déplorable que certains marchands n'aient point honte de tromper les consommateurs et de leur faire contracter peut-être le germe de quelque maladie ou infirmité.

La bière est une liqueur fermentée obtenue au moyen de l'orge et du houblon. C'est la boisson domestique des pays qui ne produisent ni pommes ni raisins. La bière est une boisson salubre; prise en grande quantité, elle détermine l'ivresse aussi bien que le vin et le cidre; trop épaisse, elle désaltère peu et ne favorise pas la digestion; trop alcoolique, elle use les organes; devenue acide, elle occasionne des dérangements d'estomac ou d'intestins.

Les bières rendues capiteuses par l'introduction de certaines substances alcooliques, sont nuisibles à l'économie générale. Il serait à désirer que chacun pùt faire sa bière soi-même, ou qu'elle fùt soumise à un examen au sortir de la brasserie.

Le cidre est la boisson commune du pays ou les pommes abondent. Il doit sa force à l'alcool qu'il renferme et au gaz acide carbonique qui se développe lorsqu'il a été conservé en bouteille. C'est une boissòn salutaire quand elle a été bien faite. Mais si elle est mal soignée, si elle reste trop longtemps en vidange, elle devient aigre, trouble la digestion et occasionne des coliques.

Le poiré est une boisson analogue au cidre, mais un peu plus excitante; elle doit son nom aux poires qui entrent dans sa composition.

XXI

Eau-de-vie.

L'eau-de-vie, le genièvre, le rhum et toutes les liqueurs analogues sont des boissons essentiellement alcooliques, parce que l'alcool y domine. Leur action corrosive est grande sur les canaux par où elles passent. Aussi faut-il éviter d'en prendre en grande quantité, et surtout à jeun. Vous entendez parfois certaines gens dire qu'un petit verre le matin, en se levant, ne petu faire de mal. Détrompez-vous. Ce petit verre que vous prenez à jeun fera l'effet d'un poison lent; ne pouvant se reposer sur les aliments, son action corrosive s'exercera sur les membranes mêmes de l'estomac. Si vous avez contracté cette funeste habitude, prenez la résolution de manger deux ou trois bouchées de pain avant votre goutte.

Prenez de ces liqueurs après un repas copieux, soit, elles activeront la digestion, mais jamais par habitude, par passion.

Les boissons alcooliques ne conviennent pas à tous les estomacs; les personnes nerveuses doivent s'en abstenir.

L'abus des boissons alcooliques amène l'ivresse, des congestions, mine l'estomac, conduit aux infirmités et à une mort prématurée.

L'ivresse est la dégradation physique et morale de la nature humaine. L'homme ivre est fou, capable de toute mauvaise action ; il a perdu la mémoire, l'intelligence; il devient furieux, cruel parfois. Plus de raisonnements justes, plus de sentiments honnêtes; il se plonge sans honte dans le vice, la crapule.

L'ivresse n'est-elle pas cause de bien des crimes? Elle conduit à l'assassinat, au suicide. C'est elle qui met la désunion dans le ménage, qui allume ces antipathies entre rivaux, qui cause la ruine de tant de familles, qui pousse au vol pour satisfaire sa gourmandise, etc.

« Qui a bu, boira », dit le proverbe ; aussi est-il difficile à l'ivrogne de renoncer à sa honteuse passion, surtout si elle est fortement enracinée.

Les gouvernements se sont émus en voyant la grande diffusion de ce vice, et plusieurs, la France entre autres, ont édicté des lois contre l'ivresse. C'est un progrès à réaliser au profit de l'humanité et surtout de la morale publique. Espérons que la propagation de l'instruction éclairera les masses sur leurs véritables intérêts, en leur donnant le goût de l'utile et du beau, les détournera des passions avilisantes Qu'au lieu de passer son temps à boire, le jeune homme lira quelque livre instructif ; le père de famille se plaira à raconter à ses enfants pendant les longues soirées les faits qu'il a retenus. Un judicieux écrivain fait en effet remarquer que l'ivresse est bien plus le partage de l'ouvrier illettré que de l'homme éclairé.

XXII

Assaisonnements.

Les assaisonnements sont des substances qu'on ajoute aux aliments pour les modifier et en faciliter la digestion ; on les divise en excitants et en adoucissants.

Le sel, considéré comme signe de la sagesse, occupe la première place parmi les excitants ; il est le plus utile, le plus employé. Sans lui, les aliments seraient d'une fadeur insupportable. Son action augmente l'activité de l'estomac, par conséquent la digestion se fait plus vite et profite davantage. Pris en trop grande quantité, le sel pourrait avoir des inconvénients, mais il ne donne pas la pierre, comme on l'a dit quelquefois.

Le vinaigre est aussi beaucoup employé. On le mêle aux aliments fades, à la salade, à certaines sauces ; il favorise aussi la digestion. Pris avec excès, il a des conséquences fâcheuses et peut devenir le germe des maladies les plus graves.

N'est-il pas déplorable de voir certaines personnes assez stupides pour boire du vinaigre par plaisir ou pour se faire maigrir? Qu'arrive-t-il ? Non-seulement elles maigrissent, mais souvent elles succombent après une maladie lente. Tel jeune homme qui buvait du vinaigre pour s'exempter du service militaire, a réussi à se faire mourir vingt ans avant le temps.

On ne saurait trop blâmer les parents assez faibles, assez idiots, dirai-je, pour permettre à leurs enfants d'user immodérément de cet assaisonnement, sous le futile prétexte de flatter le goût. Ils craignent de leur faire de la peine en les en privant, et ils les laissent se donner la mort à petit feu. Ils encourent une terrible responsabilité.

Le sel et le vinaigre suffisent comme assaisonnements, cependant l'usage en a introduit d'autres qui agissent de la même manière, et entre autres le poivre, la moutarde, l'ail, le persil, le cerfeuil, etc. Le poivre est une poudre stimulante dont il faut user avec une grande modération, car il brûle, pour ainsi dire, le tube digestif.

Tous ces stimulants excitent l'appétit. Malheureusement, on en abuse assez souvent, l'estomac se blase, et quelquefois une maladie se déclare. Dans les pays froids, on doit en user plus largement que dans les pays chauds.

Parmi les assaisonnements qui adoucissent, on distingue particulièrement le sucre, le beurre, l'huile, la graisse, etc.

Le sucre, adoré des enfants, est souvent ajouté à nos aliments, surtout aux fruits acides, pour les rendre moins irritants pour l'estomac et plus agréables au goût, comme dans les confitures. On ajoute encore le sucre au lait, à la farine, au beurre pour confectionner des gâteaux, des crêmes ; il sert encore à adoucir les tisanes des malades.

Le beurre, l'huile et la graisse sont souvent

employés pour rendre plus tendre le tissu de certaines substances alimentaires, surtout des végétaux; ils corrigent l'âcreté et nous font trouver bonnes des choses qui nous répugnent sans ces adoucissants, car, dit le proverbe, la sauce fait manger le poisson.

Enfin, tous ces assaisonnements aident à la digestion et augmentent la saveur des aliments.

XXIII

Maladies. — Rhumes.

Je ne veux point traiter ici les maladies, quelle que soit leur nature. Cela est du ressort du médecin, qui doit constater *de visu* les remèdes qui sont propres à soulager le mal. C'est une folie que de vouloir se traiter soi-même. Je dirai quelques mots seulement de certain malaise qu'on ressent parfois, et quc bien des gens appellent une maladie de l'estomac.

Il arrive quelquefois qu'on n'a pas d'appétit. Que fait-on ? On mange, dit-on, par raison. Mais c'est être moins raisonnable que les animaux, qui refusent toute nourriture lorsqu'ils sont malades.

L'absence de l'appétit est due le plus souvent

à une fatigue de l'estomac. Si l'on se force de manger, on favorise le développement d'une maladie ; le mieux est de se mettre à la diète en attendant que l'appétit vienne. Cependant si, au bout de deux ou trois jours, le malaise continuait, ce serait un indice qu'il y a quelque désordre interne : il est prudent alors de consulter le médecin. Il faut se donner de garde de décider soi-même si l'on doit prendre un vomitif ou un purgatif; on s'expose par là à faire dégénérer une légère indisposition en maladie grave.

Le rhume est déterminé par l'inflammation de la muqueuse qui tapisse les voies aériennes. On ristingue le rhume ordinaire et le coryza ou rhume de cerveau.

Pour calmer le rhume de cerveau, il suffit d'éviter l'air frais du matin ou du soir, de priser de temps en temps de l'amidon ou de l'alun. Quelques médecins conseillent d'aspirer les vapeurs de teinture d'iode. Au reste, cette affection est plus gênante que dangereuse. Il n'en est pas de même du rhume de poitrine, qui présente de véritables dangers s'il est négligé. Assez souvent, il provient du refroidissement sur le corps du linge imbibé de sueur ou d'un courant d'air lorsqu'on a chaud.

Un rhume mal soigné au début peut dégénérer en pleurésie, en fluxion de poitrine. Il est donc bien important d'éviter les causes qui peuvent occasionner un rhume et de le bien soigner lorsqu'on se sent atteint.

Lorsqu'on se sent pris d'un rhume, il faut éviter les refroidissements, se faire transpirer la nuit en buvant une boisson chaude avant de s'endormir, par exemple une pinte de lait dans lequel on mettra quelque feuilles de sauge ou un verre de bonne eau-de-vie. Bien se couvrir et changer de linge en se levant afin que la chemise imbibée de sueur ne se sèche pas sur la peau. Si l'affection augmente, si elle se complique d'un malaise général, de maux de tête, de fièvre, il devient nécessaire de faire diète, de garder la chambre et de boire quelque tisane douce et chaude. Quelques jours de ces soins suffiront pour déloger le mauvais locataire.

Mais si l'on se sentait pris de points de côté,

d'oppression,il ne faudrait pas hésiter à appeler le médecin, car alors vous seriez menacé d'une fluxion de poitrine ou de quelque autre affection dangereuse ; un traitement énergique vous en préserverait. Défiez-vous de ces sirops, de ces pâtes qui sont capables d'enrichir le marchand, mais sont impuissants pour vous guérir.

XXIV

Blessures. — Entorses. — Foulures.

On entend par blessure toute plaie, contusion, fracture, etc. Si la blessure est légère, elle se guérit seule; si elle est grave, elle demande des soins.

Lorsque le corps est frappé violemment par un corps dur, les parties placées au-dessous de la peau cèdent; il y a un épanchement de sang qui ne peut se faire jour, c'est ce que l'on appelle une contusion.

Il est indispensable d'arrêter cette espèce d'hémorrhagie qui se fait sous la chair et de prévenir l'inflammation. Ce résultat s'obtient en comprimant la blessure, en appliquant sur la partie affectée des linges froids qu'on renouvelle le plus fréquemment possible.

S'il s'agit d'une blessure ouverte, d'une blessure causée par un instrument tranchant, alors le cas est plus grave, une artère peut être atteinte. On le reconnaît lorsque le sang sort par saccades et est moins coloré. L'application de l'eau froide est insuffisante, puisque l'on est en présence d'une véritable hémorrhagie. Il faut alors, après avoir lavé la plaie de manière à la débarrasser du sang, tamponner avec de la charpie et serrer fortement, comprimer l'artère au-dessus de la blessure pour arrêter la circulation. Ne pas craindre les plaintes du patient; il est nécessaire de comprimer longtemps et fort, autrement l'hémorrhagie reprend son cours et emporte le blessé. Pendant ce temps, on refroidit toujours le membre à l'aide de l'eau fraîche.

Si l'instrument a pénétré profondément, il a pu atteindre des parties très-sensibles; il faut alors, pendant les premiers soins, envoyer chercher le médecin pour être éclairé sur la gravité de la blessure.

Les personnes étrangères aux connaissances anatomiques ignorent, pour la plupart, le siége des artères, par conséquent sont embarrassées pour la comprimer.

Les artères sont les vaisseaux qui reçoivent le sang expulsé du cœur dans ses battements. Elles naissent toutes d'un tronc unique qui a sa naissance dans le cœur et qu'on appelle aorte. On distingue les artères carotides qui montent des deux côtés de la tête, derrière les oreilles, les artères sous-clavières ou des bras, les artères iliaques ou des entrailles, et enfin les artères des jambes. Donc, si la blessure est à la main ou à l'avant-bras, on comprime l'artère au pli du bras, en dedans; si elle est au bras, on la comprime sous l'aisselle : on la trouve facilement en tâtonnant; si elle est au pied ou à la jambe, on la comprime sous le creux du jarret; si elle est à la cuisse, on la comprime dans le pli de l'aîne, sur un os qui s'y trouve.

L'entorse est un accident de peu d'importance, mais qui peut avoir de funestes conséquences s'il n'est pas soigné. Il est un moyen bien simple d'abréger la souffrance et de guérir promptement. Aussitôt l'accident arrivé, il faut plonger la partie malade dans un baquet d'eau, la plus froide possible, et l'y tenir deux ou trois heures, ayant soin de renouveler l'eau à mesure qu'elle s'échauffe. En hiver, on doit employer la glace ou la neige. A la sortie du bain, on applique encore quelques compresses également arrosées d'eau froide.

On agit de la même manière dans les cas de foulure.

XXV

Morsures. — Piqûres.

Le danger qui résulte de la morsure des animaux enragés est dû au virus qui a été inoculé par les dents de l'animal. L'essentiel alors est de ne point se troubler; la peur est mauvaise conseillère. Il faut chercher à neutraliser le mal. A cet effet, on lave immédiatement la plaie avec de l'eau, ou, à défaut, avec de la salive ou de l'urine; on fait saigner le plus possible afin de faciliter la sortie du virus. Si c'est un membre qui a été mordu, on lie fortement au-dessus de la morsure afin de ralentir, autant que possible, la circulation du sang. Il serait à désirer qu'on eût assez de courage pour prendre un couteau, un canif, et agrandir la plaie; ensuite il faut laver à grande eau, à l'eau de savon autant que possible. Il ne faut pas perdre de temps, il y va de la vie. Le plus tôt possible, on brûle la plaie avec le vitriol ou avec une tige de fer rougie au feu; tout cela, afin d'empêcher le virus de circuler avec le sang. Ces soins doivent être donnés par une personne intelligente, autant que faire se peut, car soi-même on y va avec moins de franchise. Le médecin doit toujours être mandé.

Défiez-vous de ces prétendus remèdes vantés par de vieilles femmes ou d'indignes charlatans; soyez persuadé qu'ils n'ont guéri que des personnes malades de peur.

La piqûre des couleuvres est inoffensive, mais celle des vipères est venimeuse. Elle provoque d'abord une vive douleur, cause un gonflement local et prend ensuite une couleur livide, bleuâtre. C'est un empoisonnement qui détermine la mort.

Pour éviter l'empoisonnement, il faut, aussitôt qu'on a été piqué, lier et serrer fortement au-dessus de la piqûre, faire saigner la plaie le plus possible, laver à l'eau chaude, puis cautériser avec un fer rouge.

Après cette opération, on mélange deux cuillerées à bouche d'huile d'olive et une cuillerée d'ammoniaque (alcali volatil) ; après avoir bien battu le tout, on en imbibe un linge qu'on place sur la partie malade. Pendant ce temps, le médecin aura le temps d'arriver et de donner les moyens d'une prompte guérison.

Les piqûres de guèpes, abeilles, frelons, sont sans danger, mais fort désagréables. Lorsqu'on a été piqué par quelqu'un de ces insectes, il suffit de faire pénétrer dans la piqûre une goutte d'ammoniaque. A défaut de ce liquide, on emploie l'eau salée, l'eau vinaigrée, l'eau de savon ; ensuite on retire l'aiguillon à l'aide d'un canif. Il faut se garder de frotter la partie malade, sous peine de provoquer l'inflammation

XXVI

Charbon. — Panaris. — Clous.

Certaines mouches vertes ou noires s'arrêtent complaisamment sur les animaux morts ; elles y puisent un venin qu'elles inoculent dans le sang des personnes qu'elles piquent.

Cette piqûre n'attire pas d'abord l'attention. On ressent bientôt une vive démangeaison, puis une cuisson insupportable ; une pustule se lève, c'est le charbon.

Si l'on crève l'ampoule, il en sort un liquide rougeâtre, la peau se noircit et la maladie fait de rapides progrès. Une cautérisation profonde devient nécessaire, autrement la fièvre survient et la vie est en danger. Il faut, dans ce cas, avoir recours au médecin qui seul pourra efficacement combattre le mal.

Le panaris est une autre affection qui cause de bien vives douleurs. Il importe d'en arrêter les progrès au début, autrement il pourrait s'étendre , ronger et détruire les tendons et les os. On calme la douleur en faisant prendre au doigt malade un bain tiède d'une décoction de pavots et de guimauve, en y appliquant ensuite des cataplasmes faits avec cette décoction et de la mie de pain. Il est toujours prudent de consulter l'homme de l'art, qui verra s'il y a lieu de suivre un traitement plus actif ou de pràtiquer une incision.

Tout le monde connaît ces gros boutons appelés clous. Certaines personnes, lorsqu'elles ont des clous, les recouvrent d'onguents irritants qui augment l'inflammation et prolongent les souffrances. Il est un traitement bien plus simple, plus prompt et moins dispendieux. On laisse la partie malade en repos, on lui fait prendre des bains tièdes, puis on met des cataplasmes de farine de lin, de mie de pain, à peine chauds. Au bout de quelques jours, si la peau fortement tendue tarde à s'ouvrir, ou si l'ouverture est insuffisante, on fait une incision à la partie supérieure du clou en appuyant le doigt de chaque côté pour en faire sortir le bourbillon, on lave ensuite à l'eau tiède bien propre et on laisse en repos. Le mal a disparu.

La tourniole diffère du clou ; elle n'est point dangereuse; elle n'atteint que l'extrémité des doigts; par là, elle met dans l'impossibilité de travailler. On voit d'abord une petite rougeur et un gonflement, puis la peau se soulève, une ampoule se forme. Une fois l'ampoule formée, il faut la percer pour laisser s'écouler le liquide qu'elle contient. Une fois l'ampoule vidée, on coupe la peau soulevée et on applique sur la place un petit linge enduit de cérat, et, à défaut d'huile, sur le linge on met un cataplasme de mie de pain et de lait qu'on renouvelle assez fréquemment. Cette affection, d'ailleurs, est assez rare dans certaines contrées.

XXVIII

Brûlures.

Les brûlures sont des accidents si fréquents qu'il serait à désirer que chacun pût secourir efficacement toute personne brûlée. Des soins donnés immédiatement et avec intelligence préservent de bien des souffrances. Il y a plusieurs espèces de brûlures, toutes ne demandent pas le même traitement.

Aussitôt qu'une personne est brûlée, il faut, si des vètements couvrent la partie malade, les ôter avec soin, si on le peut; les couper avec précaution, dans le cascontraire, afin de ne pas enlever la peau. On plonge ensuite la partie brûlée dans l'eau la plus froide possible; et, si l'on ne peut l'y plonger, on la recouvre d'un linge imbibé d'eau que l'on renouvelle fréquemment. En hiver, on prend de la neige ou de la glace. Si la brûlure est légère, au bout de quelque temps d'immersion, on applique sur la partie malade des compresses imbibées d'eau vinaigrée, ou bien un cataplasme de pulpes de pommes de terre crues.

Très-souvent aussi l'épiderme se trouve détaché par l'eau et il se forme des ampoules ; il faut les percer pour vider l'eau qu'elles renferment, ensuite appliquer dessus de l'amidon cuit, d'une assez forte épaisseur, et le maintenir avec de la ouate; en place de l'amidon, on peut mettre du beurre frais, non salé, de la bonne graisse blanche. Le tout doit être recouvert d'un linge qu'on arrose fréquemment d'eau fraîche.

Il arrive parfois que des enfants, de grandes personnes ont leurs vêtements enflammés et sont menacés d'une mort horrible. Le manque de sang-froid dans ces circonstances est toujours funeste. On court, on appelle au secours ; pendant ce temps le feu s'active encore et on se laisse brûler vif, fou de terreur.

Dans ce cas, il faut employer la marche suivante :

Si l'on est seul, aussitôt que l'on s'aperçoit du feu, il faut tâcher d'envelopper la partie atteinte avec la première chose qui tombera sous la main. Il faut se hâter, le temps est précieux ; en deux ou trois minutes le feu peut faire de cruels ravages. Lorsqu'on se trouve près d'une personne atteinte par les flammes, il faut l'envelopper immédiatement dans un drap, une couverture, une étoffe quelconque ; la flamme n'ayant plus d'air s'éteindra vite. C'est le procédé le plus prompt et le plus facile.

XXIX

Secours aux noyés, aux pendus.

Une personne tombe à l'eau ; on la retire quelques instants après et déjà elle est presque asphyxiée, la vie ne tient plus qu'à un fil. Des soins intelligents sont nécessaires pour lui faire reprendre ses sens.

Lorsque le noyé est sorti de l'eau, on l'étend par terre sur le gazon ou sur le sable ; on le place sur le côté, la tête un peu élevée. Ensuite on ôte la boue et les herbes qui pourraient se trouver dans sa bouche et dans ses narines. Puis on le débarrasse de ses vêtements par le moyen le plus prompt, c'est-à-dire en coupant, au besoin, ceux qui serrent trop, qui sont collés, en les déchirant ; l'important est d'agir vite. Après cela, on frictionne le malade par tout le corps eton le recouvre chaudement.

Il faut éviter de placer le noyé la tête en bas pour lui faire rendre l'eau ; rien n'est plus dangereux que cette stupide manie. Le plus tôt possible, couchez le malheureux dans un lit bien bassiné ; allumez un bon feu, mettez-lui des bouteilles d'eau chaude aux pieds et frictionnez à tour de bras.

Si le noyé ne respire pas encore, cherchez par tous les moyens possibles à faire pénétrer de l'air dans ses poumons ; par exemple, en lui bouchant le nez et soufflant dans sa bouche. On peut aussi lui passer un flacon d'ammoniaque sous les narines et les lui chatouiller avec une plume.

Pour les pendus, le traitement est analogue.

Il faut d'abord couper la corde, desserrer les vêtements de l'infortuné, le coucher et frictionner fortement, avec les mains d'abord, puis avec de l'étoffe imbibée d'eau-de-vie ; lui comprimer la poitrine afin de faciliter l'entrée de l'air dans les poumons. Ensuite, on administre des lavéments d'eau salée, on applique des ventouses sur la poitrine, et on brûle sous le nez des allumettes soufrées. Ces soins doivent être continués jusqu'à l'arrivée du médecin.

On trouve à la campagne des gens assez niais, assez stupides pour croire que la première chose à faire lorsqu'on trouve un pendu, c'est d'aller chercher l'autorité ; qu'on ne peut secourir la victime sans son contrôle. C'est une grave erreur. En attendant que l'autorité vienne, on laisse mourir le malheureux en proie aux souffrances de l'agonie. Tout cela ce sont des contes de vieilles femmes qu'il faut mépriser pour rendre la vie à son prochain, s'il en est encore temps.

La respiration des gaz délétères, l'acide carbonique par exemple, produit ce qu'on appelle l'asphyxie. La personne qui en est victime ne présente plus aucun signe de vie ; cependant la vie n'est que suspendue. Voici comment on procède dans ce cas. On frictionne d'abord hardiment avec un morceau de drap ; on applique des ventouses sur le cœur ; on enveloppe l'asphyxié dans des couvertures bien chaudes et on le couvre de flanelle chauffée au feu.

Quand la chaleur renaît, on peut lui faire des aspersions d'eau froide sur le visage et sur la poitrine : ces saisissements sont efficaces. Puis on insuffle de l'air dans les poumons au moyen d'un soufflet dont on plonge l'extrémité dans la bouche du patient. On lui fait aussi respirer en même temps de l'eau de cologne, ou du vinaigre qu'on introduit dans le nez ; enfin on donne des lavements d'eau salée. Tous ces soins doivent être administrés avec intelligence en attendant l'arrivée du médecin.

XXX

Empoisonnements.

Il y aurait bien des choses à dire sur cette matière ; je serai le plus succinct possible, ne parlant que des cas ordinaires.

L'empoisonnement est l'introduction d'une plus ou moins grande quantité de poison dans le tube digestif. Il y a un grand nombre de substances vénéneuses, et leur principe délétère ne peut être combattu par le même contre-poison. Je vais indiquer les contre-poisons qu'on peut administrer le plus facilement pour différents cas.

On distingue les poisons lents et faibles et les poisons violents et prompts.

Toute personne prise de défaillances, de vomissements, de coliques violentes, de sueurs

4

froides, a probablement avalé un poison. Si l'on ne connait pas la nature du poison, il faut de suite gorger le malade d'eau tiède pour le faire vomir, délayer du blanc d'œuf dans l'eau et faire boire abondamment.

Je suppose que vous connaissez la nature du poison absorbé, il faut, comme je l'ai dit, agir suivant le cas.

Empoisonnement par un acide, huile de vitriol, eau-forte, eau de javelle, acide tartrique, etc.— Faites dissoudre un peu de savon dans un litre d'eau et donnez à boire; donnez des lavements avec la même eau; ou bien écrasez de la craie, mettez-en trois ou quatre cuillerées dans un litre d'eau et faites boire. Provoquez les vomissements en mettant les doigts dans la bouche. On peut encore se servir d'eau contenant de la magnésie calcinée.

Empoisonnement par des sels de mercure, le sublimé corrosif, le calomel, l'onguent mercuriel, etc. — Délayez deux ou trois blancs d'œuf dans un litre d'eau fraîche, et faites boire vite; faites ensuite boire en abondance du lait, de la farine délayée dans l'eau ; provoquez les vomissements.

Empoisonnement par un alcali, la potasse, la soude, la chaux, etc. — Donnez à boire de l'eau fortement vinaigrée, ou de l'eau dans laquelle vous mettrez du jus de citron ; donnez des lavements de même eau et faites vomir.

Empoisonnement par l'arsenic, la mort-aux-rats. — Donnez des blancs d'œuf délayés dans l'eau, de l'eau sucrée, du lait. Si vous le pouvez, procurez-vous de l'hydrate de peroxyde de fer, et donnez-en à boire délayée dans l'eau sucrée.

Empoisonnement par le vert-de-gris, la couperose bleu, l'eau céleste, etc. — Faites prendre de la magnésie délayée dans l'eau, ou des blancs d'œuf, de la limaille de fer mêlée avec du miel.

Empoisonnement par le blanc de céruse et autres sels de plomb. — Faites vomir avec de l'eau tiède ; mettez ensuite quarante à cinquante grammes de sel de Glauber ou de sel d'Epsom dans un litre d'eau et faites boire.

Empoisonnement par l'émétique. — Délayez quelques blancs d'œuf dans un litre d'eau et faites boire, puis faites dissoudre un peu de magnésie dans l'eau pour boire également; ensuite donnez une décoction d'écorces de chêne.

Empoisonnement par l'opium, le laudanum, la graine de pavot, la belladone, etc. — Faites boire un verre d'eau dans lequel vous aurez fait fondre environ quinze centigrammes d'émétique, puis donnez à boire de l'eau tiède en abondance. Donnez un lavement d'eau salée ou de sel de Glauber. Une fois le poison évacué, donnez au malade une tasse d'eau vinaigrée, puis un café léger.

Empoisonnement par les champignons, la ciguë. — Donnez à boire quinze centigrammes d'émétique dans un verre d'eau, puis de l'eau tiède pour favoriser le vomissement. Donnez un bon lavement au sulfate de soude.

Excès de liqueurs alcooliques. — Faites boire de l'eau tiède, puis donnez un verre d'eau sucrée dans lequel vous aurez mis cinq ou six gouttes d'ammoniaque; cet alcali a la propriété d'ôter l'ivresse.

Il ne faut jamais coucher un homme ivre sur le dos, mais bien sur le côté.

En général, il faut frictionner les empoisonnés soit avec les mains, soit avec des morceaux d'étoffe afin de les réchauffer.

Tous ces remèdes sont les premiers soins à donner en attendant l'arrivée du médecin, qui doit toujours être appelé dans des cas graves.

XXX

Petits Accidents.

Les petits accidents sont les plus fréquents, c'est pourquoi je ne veux point les passer sous silence.

Le saignement de nez est chose commune pour certaines personnes, mais quelquefois il se prolonge; il est bon de l'arrêter après un certain temps. Bien des moyens sont indiqués à cet effet; voici, je crois, les meilleurs.

Faites prendre en guise de tabac de l'alun en poudre; ou bien, faites lever les deux bras en l'air, le plus droit possible; ou encore, appliquez sur le front un linge imbibé d'eau froide tant soit peu vinaigrée.

Il arrive parfois qu'un corps étranger, un moucheron, un perce-oreilles ou tout autre insecte pénètre dans l'oreille et produit une grande douleur; il faut s'en débarrasser immédiatement.

S'il s'agit d'un corps dur, on le retire à l'aide d'un cure-oreilles ; s'il s'agit d'un corps liquide, on prend une petite seringue vide, on introduit le bout dans le canal auditif et on tire à soi le piston, qui aspire le liquide. Pour un insecte vivant, on verse dans l'oreille quelques gouttes d'huile d'olive, ayant soin de branler un peu la tête pour bien faire pénétrer le liquide. L'insecte tué ou presque asphyxié sort avec l'huile.

En mangeant du poisson, on s'expose à avaler de petites arêtes qui restent dans le gosier et provoquent des douleurs.

Si l'arête est visible, on l'ôte à l'aide des doigts ou d'une petite pincette ; si on ne peut l'avoir par ce moyen, on mange de la mie de pain, on mâche bien et on avale ainsi l'arête avec le pain.

Les ouvriers s'introduisent souvent une épine, un éclat de bois dans la chair ; il faut ôter cela de suite, autrement ces corps étrangers pourraient déterminer un abcès.

Pour plus de facilité, on met la partie atteinte

dans l'eau tiède, afin d'amollir la peau, et on extrait le corps nuisible à l'aide d'un canif ou d'une aiguille ; pas d'épingle autant que possible.

Lorsqu'un corps dur frappe violemment la main ou le pied, ou lorsqu'on s'enferme le doigt, le sang tend à s'amasser à l'endroit atteint, il est urgent d'agir vite.

On plonge la partie contusionnée dans l'eau froide, et on y applique ensuite une compresse imbibée d'eau-de-vie camphrée.

L'action prolongée d'un grand froid agit quelquefois sur nos organes à la manière d'une brûlure. Les pieds, les mains, les oreilles sont les parties les plus exposés à cette affection. Le refroidissement des doigts donne ce qu'on appelle l'onglée. Il semblerait que l'on dût se chauffer vite et fort pour ôter la souffrance; c'est une erreur. Si l'on s'approche du feu, les bouts des doigts se gonflent et font éprouver une vive cuisson. Voici comment il faut s'y prendre :

On frictionne d'abord avec de l'eau froide, ensuite on essuie avec des linges bien secs, peu à peu la chaleur renaît sans brusque transition.

Je m'arrête. J'ai voulu restreindre cet ouvrage à ce qu'il y a de plus essentiel en hygiène ; ma récompense sera douce si j'ai pu agrandir le cercle de l'intelligence de quelques-uns, et aider mes lecteurs à conserver leur santé.

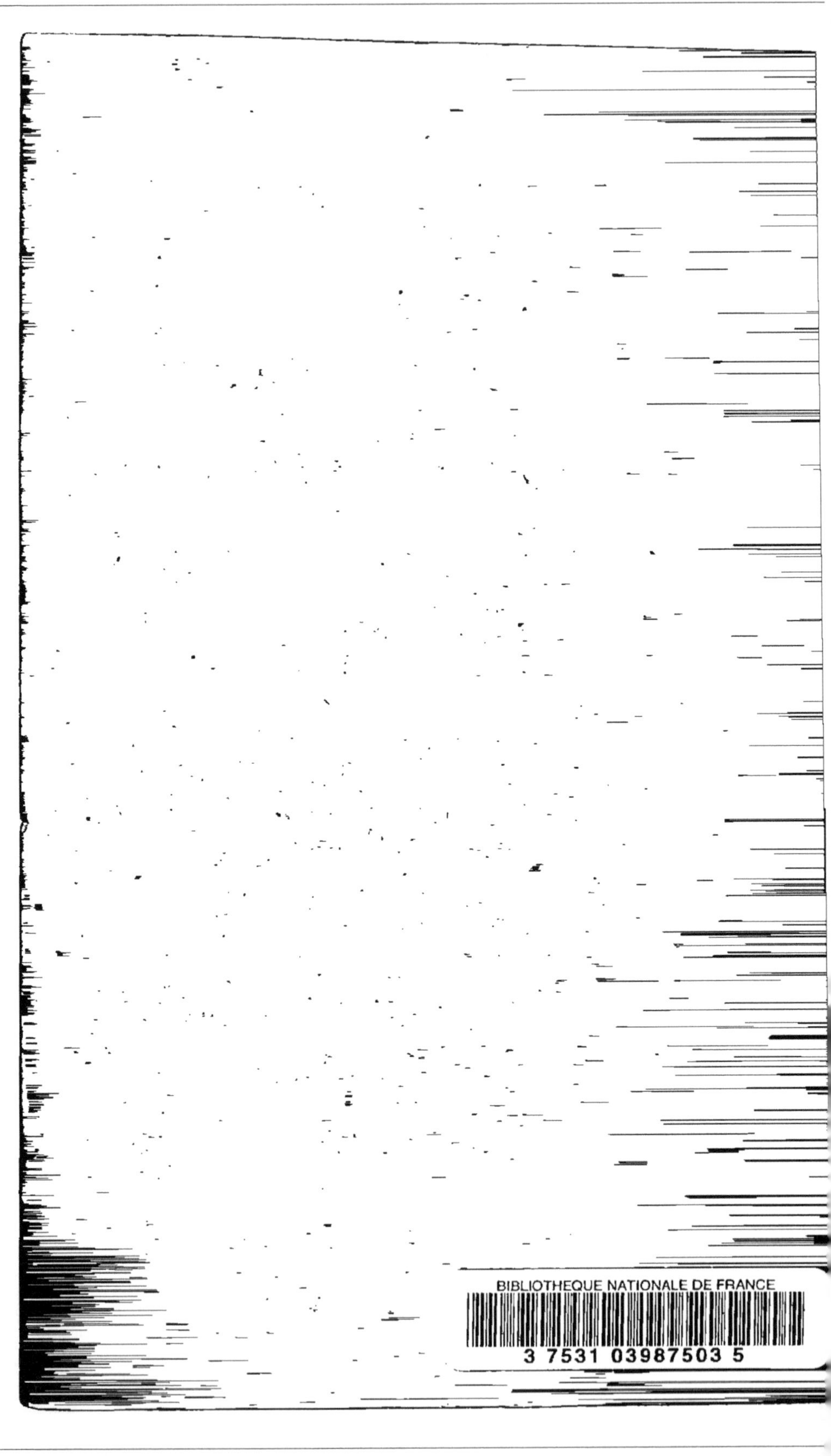

www.ingramcontent.com/pod-product-compliance
Ingram Content Group UK Ltd.
Pitfield, Milton Keynes, MK11 3LW, UK
UKHW020322250726
13967UKWH00004B/1819

9 782012 394322